LETTRE

A

M. LE BARON HEURTELOUP

PAR

LOUIS FLEURY.

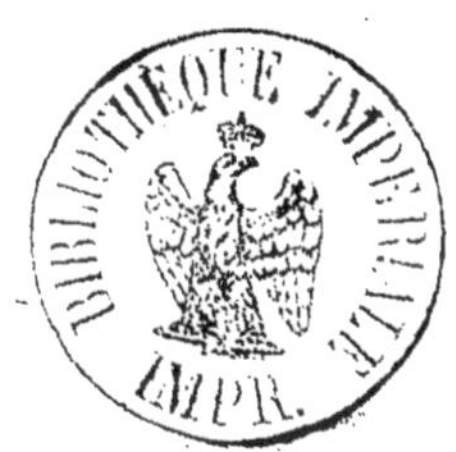

———o●o———

PARIS

IMPRIMERIE DE W. REMQUET ET Cie,

Rue Garancière, n. 5, derrière Saint-Sulpice.

1859

LETTRE

A

M. LE BARON HEURTELOUP

Monsieur le baron,

Je croyais, j'espérais en avoir fini avec vous! Un arrêt, que déplorent, peut-être, les juges auxquels il a été imposé par une jurisprudence inflexible, m'oblige, en me condamnant à insérer votre dernière lettre, à rentrer dans le débat.

Je ne vous connais pas, monsieur le baron. Je vous ai vu à l'audience pour la première fois de ma vie. Je n'ai aucune espèce d'intérêt personnel à vous attaquer.

Je ne suis point un lithotritiste, une ou plusieurs fois lauréat de l'Institut (1) ;

Je n'ai inventé aucun instrument plus ou moins parfait et plus ou moins inédit (2);

Je n'ai pas la prétention de guérir les calculeux « IMMÉDIATEMENT » en réduisant les pierres *en poudre impalpable* SANS RECHERCHES *et sur-le-champ* (3);

Je n'ai pas davantage la prétention de guérir les rétrécissements de l'urètre (toujours « IMMÉDIATEMENT *et sur-le-champ* ») *sans préparation, sans dilatation, sans cautérisation, sans incision et sans excision* (4).

Le soin de la dignité professionnelle, à l'exclusion absolue de tout autre mobile, m'a poussé à prononcer votre nom une première fois ; le soin de ma dignité personnelle, mise en cause par vous, m'impose le devoir de le faire retentir de nouveau aux oreilles de mes lecteurs. — Qu'ils me le pardonnent!

La nouvelle loi sur les titres honorifiques venait d'être promul-

(1) Annonce de M. le baron Heurteloup. *Le Siècle*, 24 février 1858.
(2) Annonce de M. le baron Heurteloup. *Idem.*
(3) Annonce de M. le baron Heurteloup. *Le Constitutionnel*, 26 mars 1847.
(4) Annonce de M. le baron Heurteloup. *Le Siècle*, 24 février 1858.

guée ; plusieurs organes de la presse l'attaquaient vivement ; *Le Progrès* prétendit que la loi est bonne, parce qu'elle est une loi de vérité et de moralité. A l'appui de son opinion il cita quelques noms propres ; le vôtre se présenta sous la plume, il fut tracé (1)..... Pourquoi ?

Je vais vous le dire en toute sincérité.

Votre nom fut tracé, monsieur, parce que, en raison de vos annonces et de vos écrits, je *désirais* que vous ne fussiez pas un baron *français ;* parce que l'on m'avait affirmé que vous étiez un baron *russe ;* parce que je pensais que l'autorisation de porter, en France, ce titre étranger pourrait vous être refusée.

J'étais de bonne foi, monsieur ; je vous l'affirme, et j'espère que vous me ferez l'honneur de ne pas en douter.

Mais, dites-vous, *c'est une légèreté coupable ; vous deviez vous éclairer, vérifier ; vous deviez, d'ailleurs, connaître le nom et le titre de mon père* (2).

Mon Dieu, monsieur, vous qui avez tant de *légèretés de rédaction* à vous reprocher, vous auriez pu, je crois, vous montrer plus indulgent.

Mais enfin, LÉGÈRETÉ, soit — je l'accepte ; je m'en suis très-humblement accusé (3), et je le fais encore en ce moment. Mais cette *légèreté* était-elle donc si COUPABLE ?

Je vous demande la permission de plaider, tout au moins, les circonstances atténuantes.

Je devais, dites-vous, *connaître le nom et le titre de monsieur votre père.*

Je n'appartiens point, par mon âge, au temps de la grande épopée impériale. Par la tradition, par leurs écrits, en raison de leur longévité, j'ai connu les barons Larrey (père), Desgenettes, Percy, Dubois (père) ; le nom de M. le baron Heurteloup, votre père, n'était point parvenu jusqu'à moi. Mon ignorance peut être un malheur, mais elle ne constitue ni un crime, ni même un délit.

Vous avez reçu de l'empereur de Russie (que ce soit pour des fusils de munition ou pour des instruments de lithotritie, peu importe) une somme de 400,000 fr. Vous auriez pu également re-

(1) Voyez la note A.
(2) Voyez la note B.
(3) Voir la note C.

cevoir de Sa Majesté le titre de baron, et en ajoutant foi à cette version, je ne vous faisais, certainement, aucune injure.

Enfin, monsieur, j'avais quelques raisons pour croire que vous n'étiez pas baron français... Lesquelles ?

Je vais encore vous les dire en toute sincérité, car je tiens essentiellement à me justifier complétement à vos yeux sur ce premier chef d'accusation, et je ne puis y parvenir qu'à l'aide d'une entière franchise.

Il y a peu d'années encore, il n'était point d'usage, il n'eût pas été de bon goût que les médecins se prévalussent de leurs titres. L'illustre baron Dupuytren signait : Dupuytren. *L'honnête* baron Larrey signait : Larrey. Le vénérable baron Desgenettes signait : Desgenettes.

Autres temps, autres mœurs... Je n'incrimine pas, je constate un fait.

Eh bien, monsieur, à l'époque où aucun de nos plus célèbres chirurgiens et barons *français* ne se prévalait de son titre, vous faisiez de votre baronnie une exhibition obstinée. — Non-seulement obstinée, mais insolite.—Non-seulement insolite, mais....

Tenez ! avouez, entre nous, que j'avais quelques raisons de croire que vous n'étiez pas un baron français. Montrez-moi le nom d'un seul *baron français* figurant dans des ANNONCES semblables à celles dont nous allons causer tout à l'heure !

Eh bien, monsieur le baron, malgré ma *légèreté*, malgré les affirmations qui m'étaient faites, malgré les considérations que je viens de vous exposer, je ne donnai à ma phrase que la forme dubitative (1).

PEUT-ÊTRE. — Ce *peut-être*, que vous vous êtes efforcé de transformer en circonstance aggravante (2), est, au contraire, la plus évidente des circonstances atténuantes !

PEUT-ÊTRE ! — C'était, d'avance, ouvrir la porte à toute *réclamation* convenable, à toute *rectification* confraternelle.

« TOUT LE MONDE *sait*, dites-vous, *que mon père fut créé baron par* NAPOLÉON *premier.* » Bien que je ne sois pas, hélas ! de *votre monde*, vous m'accorderez bien que je fais partie de *tout le monde*. Or, je ne le savais pas, et je crois pouvoir affirmer qu'à l'heure qu'il est on trouverait, dans Paris, un grand nombre de personnes très-honorables qui ne le savent pas encore.

(1) Voir la note A.
(2) Voir la note B.

« *Vérifiez,* » dites-vous. — Mais, sans parler des précipitations imposées par les exigences de la presse périodique, vérifier où ? Comment ? Le conseil du Sceau des Titres n'était pas encore rétabli, et ce conseil, très-probablement, n'a pas encore constaté, aujourd'hui même, la légitimité de votre baronnie... A moins, toutefois, que vous ne lui ayez appliqué votre méthode de *l'immédiatement* et du *sur-le-champ*.

PEUT-ÊTRE ! — Je me reposais en toute sécurité sur ce traître mot.

Je me disais :

Si M. Heurteloup est un baron russe, il m'écrira tout simplement.

« Monsieur, c'est, en effet, l'empereur de Russie qui m'a con-
« féré mon titre de baron, mais j'ai la confiance que rien ne
« s'opposera à ce que j'obtienne l'autorisation de le porter en
« France, etc., etc. »

Si M. Heurteloup est un baron français, un baron semblable à tous ceux que j'ai connus, à ceux que je connais, à ceux qui sont mes amis, il m'écrira plus simplement encore :

« Mon cher confrère, rassurez-vous : je ne cours nullement
« le risque d'être *débaronnifié ;* vous auriez pu, et *peut-être*
« auriez-vous dû, savoir que mon père a été nommé baron par
« l'empereur Napoléon pour ses bons et loyaux services, etc., etc. »

Je me trompais ; et vous me l'avez bien prouvé ! Mais ici encore, permettez-moi de vous le dire, vous avez dérogé aux habitudes des barons français, voire même à celles des médecins roturiers, comme moi, mais animés des sentiments prescrits par la confraternité, et désireux d'observer les convenances et les procédés en usage *dans le monde où je vis.*

Vous avez *réclamé,* monsieur, mais par entremise d'huissier ! Sur du vilain papier timbré ! Avec transcription de tout un long parchemin de 1810 ! En m'accusant de toutes sortes de vilaines choses ! En me disant que je veux FAIRE SEMBLANT *d'ignorer ce que tout le monde sait !* En flagellant mon style *châtié* (1) !

____

(1) Voir la note B.

Votre réclamation fut textuellement insérée, monsieur.... et suivie d'une réponse (1).

Que voulez-vous, baron, le papier timbré a le privilége de toujours agacer les nerfs de celui qui le reçoit. — La réponse se ressentit un peu de cet agacement.

Cependant une phrase particulièrement, une seule, nous attira surtout votre colère — et une nouvelle réclamation, toujours par entremise d'huissier.

« *J'aimerais mieux*, avait-il été dit, *rencontrer en vous un* « *baron russe qu'un baron et un médecin français.* »

Monsieur, ceci peut dénoter une appréciation erronée, une dépravation du goût ; mais cela ne constitue, en aucune façon, ni un crime, ni un délit, ni même une injure !

C'était une question d'amour-propre national suscité par ces maudites ANNONCES, — par ces annonces, dont nous causerons tout à l'heure, et dans lesquelles je n'aurais point voulu voir figurer le nom d'un baron *français*.

Quoi qu'il en soit, votre réclamation nouvelle était *injurieuse* au premier chef. Vous m'accusiez d'être un misérable envieux, de faire le *métier* de provocateur, d'être un *bravo*. Vous me demandiez si le titre de baron me causait des insomnies. Vous me déclariez atteint et convaincu *de ne pas aimer* LES *barons*, etc., etc.

Vous me préveniez, charitablement, que mon *style n'est pas digne*, que mon *langage fleuri est inconvenant*, que je « *galvaude* (sic) *la pureté du langage de la science* (2).

Baron, c'est pour la seconde fois que vous vous égayez aux dépens de mon style ! — Prenez garde ! la peine du talion pourrait bien vous être appliquée, et votre style, à vous, tout baron que vous êtes, pourrait bien ne rien gagner à la comparaison.

Tout d'abord, je fus tenté de considérer votre *réclamation* comme une *provocation*. Je m'adressai à l'un de mes amis. Celui-ci fut d'un avis opposé, et plaça sous mes yeux la déclaration suivante :

« *Il ne suffit pas d'adresser à un homme d'honneur une*

(1) Voir la note C.
(2) Voir la note D.

« *provocation pour être écouté ; il faut que cette provocation*
« *soit justement motivée et que celui qui provoque soit irrépro-*
« *chable (1).* »

Votre seconde réclamation, injurieuse et agressive, fut textuellement insérée ; — mais une réponse était inévitable ; elle était
imposée et DICTÉE.

Nous vous répondîmes, monsieur :

1° Que le titre de baron ne nous cause ni « *dégoût* » ni « *insomnie ;* » que nous avons pour lui un respect sincère lorsqu'il
est bien acquis et bien porté ;

2° Que nous aimons les bons barons, nobles non moins par
leur caractère que par leur titre ;

3° Que nous détestons les mauvais barons ; — ceux qui éclaboussent leur blason, etc. ;

4° Qu'à l'égard de certains autres barons, nous professons la
plus parfaite indifférence (2).

J'aurais pu, monsieur, vous placer parmi les barons que je
n'aime pas ; car, en réalité, je n'ai aucune affection pour les barons qui « *galvaudent* » leur titre dans certaines ANNONCES
— dans ces *annonces* dont nous causerons tout à l'heure.

Je crus être, et je fus très-conciliant, en vous plaçant au nombre des barons à l'égard desquels je professe la plus parfaite indifférence.

L'affaire me paraissait devoir être terminée. Je ne vous con-
naissais pas encore, monsieur le baron !

Une troisième réclamation, plus injurieuse et plus agressive
que les précédentes, me fut adressée, — toujours par entremise
d'huissier.

Je refusai l'insertion, non par des considérations qui me fu-
rent personnelles, mais parce que, dans l'intérêt du journalisme
et du public médical, il fallait que la question de principe fût,
enfin, posée et résolue.

Je refusai l'insertion, en ce qui concerne les injures et les di-
gressions complétement étrangères au débat ; — mais j'insérai les

(1) Baron Heurteloup, *Trois épisodes pour servir à l'histoire de la lithotritie.*
Paris, 1846, page 27.
(2) Voir la note E.

lignes suivantes, *qui résumaient fidèlement* TOUT *ce qui vous concernait :*

Nous avons reçu de M. le baron Heurteloup une nouvelle lettre officielle. Le célèbre lithotritiste affirme : 1° qu'il n'éclabousse point son blason, mais que, bien au contraire, il jette sur lui un certain éclat ; 2° que l'annonce de son livre est parfaitement légitime, et que les mots : instruments plus parfaits encore inédits, *signifient que ces instruments sont au concours depuis douze ans, et que la description en sera publiée aussitôt qu'un rapport aura été fait.*

Mû par un désir de plus en plus évident de conciliation, j'ajoutai :

« *Nous avons eu soin de ne pas comprendre M. le baron Heurteloup dans la catégorie des barons qui éclaboussent leur blason, et nous n'avons jamais contesté la légalité des annonces faites par M. le baron Heurteloup.*

« *Nous acceptons la traduction proposée des mots :* instruments plus parfaits encore inédits.

« *M. le baron Heurteloup est-il satisfait ? Nous l'espérons, et nous le supplions, dans l'intérêt du public médical, de vouloir bien, à son tour,* « nous donner la paix. »

Nous avions espéré *la paix,* — vous nous avez donné, monsieur, une sommation à comparaître par-devant la sixième chambre !

La question de principe a été posée et résolue... contre nous. Par arrêt du tribunal, confirmé par la Cour d'appel, nous avons été condamné à insérer votre lettre, et à vous payer mille francs de dommages et intérêts.

Nous nous sommes respectueusement incliné devant le jugement, et nous n'avons point usé de la permission qui nous accordait vingt-quatre heures pour maudire nos juges ! — Mais nous userons du recours en cassation..... par-devant nos pairs, par-devant le corps médical tout entier, par-devant l'opinion publique universelle.

Et d'abord, voici la lettre que nous avons refusé de publier.

Monsieur.

Malgré les mérites que vous pouvez avoir, il est pourtant certaines choses que vous me paraissez ignorer, et que votre nouvelle et troisième attaque m'oblige à vous apprendre.

Vous ignorez, d'abord, que la meilleure et même la seule manière de me *donner la paix* (pardon pour cette locution qui paraît avoir blessé votre purisme austère) — était de cesser vos attaques et vos injures, c'est-à-dire de vous taire, puisque injurier et écrire semblent chez vous inséparables.

Vous ignorez, ensuite, que pour obéir aux convenances, à la loyauté et au vœu de la loi, c'est *dans le journal* qu'il convient d'insérer une réponse à une attaque, et non *sur la couverture* du journal, c'est-à-dire sur un feuillet destiné à être déchiré, et qui, après sa destruction, laissera, dans la collection du journal, l'attaque sans réponse. — J'exige donc que vous reproduisiez dans votre plus prochain numéro, et *dans le corps du journal,* non-seulement la présente lettre, mais encore celles qui l'ont précédée, et que vous avez insérées sur la couverture de vos numéros des 11 et 25 juin dernier.

Vous accusez ironiquement « *ma baronnie* » de s'être offensée de ce que vous appelez une « *très-innocente plaisanterie.* » Je crois entendre la plaisanterie tout comme un autre, même lorsqu'elle n'est pas absolument innocente; mais dans le monde où je vis, on n'a jamais considéré comme une plaisanterie l'usurpation d'un titre, d'une dignité, d'une qualité, qu'on ne possède pas : et c'est cette imputation que vous, *monsieur le médecin de l'Empereur,* avez fait peser sur moi.

Vous ne traitez pas vos lecteurs sérieusement, monsieur, quand vous leur annoncez que vous me donnerez la paix « par amour et par respect de vous-même. » — Que vous ayez de l'amour pour vous, cela ne leur paraîtra pas impossible, puisque cela s'est déjà vu une fois, dans l'antiquité; mais, quant au respect dont vous parlez, ils penseront sans doute que si vous l'aviez eu, vous m'auriez épargné, ainsi qu'à d'autres, des attaques gratuites et inconsidérées, ou que vous m'auriez, tout au moins, attaqué légalement.

Or, vous en imposez à vos lecteurs, lorsque vous leur donnez à entendre que « *j'éclabousse mon blason;* » j'ai la conscience d'avoir jeté sur mon blason un certain éclat; c'est ce que vous savez, et c'est pourtant ce que vous taisez ! — Est-ce là ce que vous appelez remplir une mission d'honnêteté et de loyauté ?

Vous en imposez à vos lecteurs quand vous détournez de leur vrai sens les mots : *instruments plus parfaits encore inédits,* qui se trouvent dans l'annonce de mon livre, annonce non moins légitime que celles que vous avez faites vous-même nombre de fois à la même place. Ces mots signifient que ces instruments — *plus parfaits* sont au concours depuis *douze ans,* et que la description en sera publiée, ainsi que je l'ai itérativement déclaré, aussitôt qu'un rapport aura été fait. Ces mots sont donc légitimes; et il est étrange que le sens en soit dénaturé par celui qui s'est attribué le monopole de détruire les abus.

Vous en imposez à vos lecteurs, quand vous dites n'avoir d'autre motif de haine contre Philippe Boyer qu'une affiche; car une affiche n'aurait pas valu à la mémoire de ce chirurgien instruit, de cet excellent homme, le déplorable article nécrologique déjà qualifié comme il le mérite par un de nos plus sérieux recueils scientifiques : « TRISTE *exemple, osez-vous écrire, de la non hérédité du talent, M. Boyer,* COMME *tant d'autres,* N'A DU QU'A L'INFLUENCE DE SON NOM *une position et des titres* QU'IL N'A JAMAIS LÉGI-TIMÉS!! (*Progrès,* n° 16, page 442.)» — N'est-ce pas là, monsieur, *cracher sur un cadavre? cracher! et avec quelle salive!*

Vous en imposez à vos lecteurs, quand vous cherchez à intervertir les rôles, et à faire passer pour des spadassins ceux que vous insultez. Vous savez fort bien qu'à l'insulteur seul, quand il est brave, appartient le titre de spadassin, et que l'insulté ne ferait que se défendre, s'il se voyait réduit à la nécessité de punir.

Je dois croire que vous n'en imposez point, quand *vous dites que vous avez le bonheur de compter M. le baron Hippolyte Larrey parmi vos amis. Cela m'étonne,* mais je vous en félicite d'autant plus. Je vous conseille même de cultiver plus que vous ne paraissez le faire cette précieuse amitié; vous vous familiariserez, dans le commerce de M. Larrey, avec un langage que vous aurez grand profit à substituer au vôtre. Vous y apprendrez à respecter un cercueil, et à ne pas considérer une imputation calomnieuse comme une innocente plaisanterie.

Je suis, monsieur, votre serviteur,

Baron HEURTELOUP, D. M.

Paris, le 3 juillet 1858.

Vous devez être satisfait, baron! L'intervention de la justice vous procure le bénéfice d'une double publication!!

Maintenant, discutons un peu, s'il vous plaît.

Je laisse de côté vos injures, monsieur; nous verrons bientôt que j'ai lieu de m'en enorgueillir en compagnie de l'un des hommes les plus éminents et les plus respectés de la science et de la profession, de M. Velpeau, — et de bien d'autres d'ailleurs!

Vous vous efforcez, monsieur, d'introduire dans le débat les barons Hipp. Larrey et Ph. Boyer, et de faire croire que votre cause leur est commune. — Qui prétendez-vous abuser par un semblable subterfuge? Votre habile tactique n'est qu'un piége grossier dans lequel je ne tomberai pas, et dans lequel, d'ailleurs, le public ne me suivrait pas.

Deux mots seulement.

Si le baron Ph. Boyer vivait encore, monsieur, il aimerait mieux, croyez-le bien, être attaqué par moi que défendu par vous.

Quant à Hipp. Larrey (rassurez-vous, baron, il ne s'offensera pas de cette familiarité), j'ai une proposition à vous faire : — VOULEZ-VOUS L'ACCEPTER POUR JUGE ENTRE VOUS ET MOI?

Nous voici face à face, baron Heurteloup, *trois fois lauréat de l'Institut, auteur d'instruments plus parfaits encore inédits, auteur du traitement éclectique immédiat inédit, etc.*

Vous prétendez que je vous reproche à tort, *avec mauvaise foi*, des ANNONCES qui sont en tout semblables à celles qui sont faites par moi-même, et par les *auteurs* les plus recommandables de la science; des ANNONCES *légitimes d'un livre qui*, etc.

Ainsi donc les ANNONCES suivantes sont des *annonces* DE LIBRAIRIE :

De la GUÉRISON IMMÉDIATE des RÉTRÉCISSEMENTS DE L'URÈTRE, des *blennorrhées invétérées coexistantes*, et sur les EFFETS DANGEREUX DES BOUGIES, avec de nombreux exemples, par le D^r baron HEURTELOUP, TROIS FOIS LAURÉAT DE L'INSTITUT pour l'invention des instruments propres à broyer les pierres dans la vessie, et auteur d'autres plus parfaits encore inédits. — Prix, 3 fr. 25 c. franco (1).

DE LA GUÉRISON IMMÉDIATE

DES RÉTRÉCISSEMENS DE L'URÈTRE, des *Blennorrhées invétérées coexistantes*, et SUR LES EFFETS DANGEREUX DES BOUGIES, avec de nombreux exemples de cas curieux, réfractaires et invétérés, guéris *sur-le-champ* par le docteur baron HEURTELOUP, TROIS FOIS LAURÉAT DE L'INSTITUT pour l'invention des instrumens propres à broyer les pierres dans la vessie, et auteur d'autres plus parfaits, encore INÉDITS. Prix : 3 fr., franco. Chez LABÉ, place de l'École-de-Médecine. Paris. — *Ces guérisons sont obtenues sans préparation, sans dilatation, sans cautérisation, sans incision et sans excision* (2).

Voyons, monsieur, la main sur la conscience, jureriez-vous par votre foi de gentilhomme, par votre blason de baron héréditaire, que des ANNONCES ainsi LIBELLÉES et TYPOGRAPHIÉES ne sont faites que pour conquérir des *Lecteurs?*

Vous le jurez. — Passons, mais M. Leroy (d'Étiolles) ne serait probablement pas d'aussi bonne composition que moi, lui à qui vous avez dit un jour :

---

(1) Annonce de M. le baron Heurteloup, *la Presse*, 4 avril 1855.
(2) Annonce de M. le baron Heurteloup, *Le Siècle* 24 février 1858.

« *Bornez-vous à pêcher au malade avec l'asticot de la
communication* (!!) »

Le 1er avril 1858, *la Presse* insérait le *communiqué* suivant :

Monsieur le Rédacteur,

« Je ne publie pas maintenant mes nouveaux travaux, ce qu'on appelle
« improprement de la *chirurgie occulte* (dont on parlerait moins si elle
« était mauvaise), parce que j'attends que l'on constate mes *résultats* avant
« de faire connaître mes moyens, qui, sans cette précaution, seraient com-
« promis comme d'autres l'ont été déjà. J'attends aussi que des mesures
« soient prises pour faire respecter la propriété scientifique médicale, qui
« devient trop souvent la proie du stérile spéculateur.

« Baron HEURTELOUP, D. M. P.,
« Trois fois lauréat de l'Institut pour l'invention de la
« Lithotripsie. »

Voyons, monsieur, la main sur la conscience, jureriez-vous
encore par votre foi de gentilhomme, par votre blason de baron
héréditaire, que cette lettre n'a été adressée à un *journal* POLI-
TIQUE que dans l'intérêt de la *propriété* SCIENTIFIQUE MÉDICALE ?

Vous le jurez ! — Soit. Nous admettrons même, si cela peut
vous être agréable,

Que le rédacteur de la *Presse* était consumé du désir de savoir pourquoi vos nouveaux travaux ne sont pas encore publiés ;

Que c'est uniquement pour lui faire plaisir que vous lui avez
adressé votre épître ;

Que ce rédacteur curieux s'est empressé d'imprimer GRATIS
votre lettre dans son journal, convaincu qu'il était que le public, non moins curieux, lui en saurait un gré infini.

Votre complaisance à l'égard du rédacteur de la *Presse* est
d'autant plus méritoire que, *le 20 mai 1846*, répondant dans le
journal l'*Époque* à une lettre de M. Leroy (d'Étiolles), vous di-
siez, monsieur :

« Je *regrette profondément* d'être *forcé* d'insérer cette lettre dans un
« journal *politique*, mais il faut bien que je me défende là où l'on *m'at-*
« *taque.* »

Quels *amers regrets* a dû vous donner la lettre insérée dans
la *Presse*, journal non moins *politique* que l'*Époque* ! Mais qui
donc, *le 1er avril* 1858, vous *forçait* à cette *communication* ?
Qui donc vous avait *attaqué* dans la *Presse* ?

Ainsi vous prétendez que vos ANNONCES sont *légitimes;* que ce sont ANNONCES de *Bibliographie*, de *Librairie*.

Baron, je n'ai pas l'honneur, en effet, d'appartenir *à votre monde*. Eh bien, je vais cependant me montrer plus poli, plus courtois, plus *gentilhomme* que vous.

Je ne vais pas, à votre exemple, vous dire brutalement : *Vous en imposez*. Non! je vais vous dire : *Monsieur le baron, vous manquez de mémoire*. — Et je le prouve.

Je prends le *Constitutionnel du 26 mars* 1847, et j'y trouve l'ANNONCE suivante :

Maladie de la pierre. M. le docteur Baron Heurteloup, l'auteur des procédés de brisement, dans des séances successives, des pierres vésicales, couronnés deux fois par l'Institut, recevra les jeudis, de une heure à quatre, les personnes qui désireraient obtenir gratuitement leur guérison *immédiate* par son dernier procédé, au moyen duquel il réduit *sans recherches et sur-le-champ* les pierres en poudre impalpable.

Permettez-moi, monsieur le baron, de rapprocher de cette ANNONCE BIBLIOGRAPHIQUE quelques ANNONCES NON MOINS BIBLIOGRAPHIQUES, et deux cartes de visites devenues célèbres, de par *la Chronique parisienne*,

Maladies Secrètes.

TRAITEMENT du docteur CH. ALBERT,

Médecin de la Faculté de Paris, maître en pharmacie, ex-pharmacien des hôpitaux, professeur de médecine et de botanique, honoré de médailles et récompenses nationales, etc., etc.

Les guérisons nombreuses et authentiques obtenues à l'aide de ce traitement sur une foule de maladies abandonnées comme incurables, sont des preuves non équivoques de sa supériorité incontestable sur tous les moyens employés jusqu'à ce jour.

Avant cette découverte, on avait à désirer un remède qui agît également sur toutes les constitutions, qui fût sûr dans ses effets, exempt des inconvénients qu'on reprochait avec justice aux préparations mercurielles.

Aujourd'hui on peut regarder comme résolu le problème d'un traitement simple, facile, et, nous pouvons le dire sans exagération, infaillible contre toutes les maladies secrètes, quelque anciennes ou invétérées qu'elles soient.

Le traitement du docteur ALBERT est peu dispendieux, facile à suivre en secret ou en voyage et sans aucun dérangement ; il s'emploie avec un égal succès dans toutes les saisons et dans tous les climats.

Rue Montorgueil, 21

Consultations gratuites tous les jours.

GUÉRISON BIEN GARANTIE

Sans TISANE, sans COPAHU, sans MERCURE, etc.

Le secret de guérir n'est pas seulement dans les remèdes, il est dans le discernement des prescriptions. Mes CONSULTATIONS ne sont pas GRATUITES, et cependant je guéris à peu de frais des maladies invétérées qui ont coûté des sommes fabuleuses en remèdes secrets. Trait. par corresp. ; bien décrire les symptômes. L'auteur BASSAGET, méd. prof. part., membre de l'Académie nationale, etc., expédie son livre gratis aux consult. qui envoient un bon de poste de 10 fr. Salon partic. pour les dames. Cons. de midi à quatre heures, au deuxième, boulevard de Sébastopol, 24, Paris. (Affr.)

Le Capillophile de M. TASCHER, place de la Bourse, n° 12, remédie à toutes les affections du cuir chevelu. *La Faculté de Médecine a hautement approuvé cette mixtion* exclusivement végétale.

Mais là ne s'arrêtent pas les bienfaisantes propriétés du *Capillophile* ; deux cuillerées à bouche de cette liqueur dans un verre d'eau sucrée et tiède, guérissent radicalement les crampes et les coliques d'entrailles et d'estomac.

Enfin, ajoutons que toutes les dames élégantes ont adopté pour la toilette *le Capillophile*, infiniment supérieur à tous les vinaigres successivement popularisés par la mode.

EMILE SIGNOL

Trois années de suite *lauréat* de Poissy.

SÉBASTIEN GUESNIER

compositeur de musique

AUTEUR DU SIÈGE DE MISSOLONGHI

(*Inédit.*)

Qu'en dites-vous, baron ? Avouez que, si j'étais méchant, je pourrais prendre une belle revanche !

Parlons d'autre chose.

Vous avez été sans pitié pour mon style et pour mon langage, monsieur. Mon style n'est pas digne ; il est inconvenant ; je *galvaude* la pureté du langage de la science, etc., etc.

Je vous ai menacé de la peine du talion, baron ; style pour style, langage pour langage, galvaudage pour galvaudage ! — Voyons.

Je ne dirai rien des pièces que je viens de publier pour la deuxième fois. Celles qui appartiennent à la rédaction du *Progrès* sont vives, agressives, si vous le voulez ; le lecteur attribuera à celles qui émanent de vous les caractères qu'il jugera leur appartenir : il décidera de quel côté sont venues les inconvenances, les grossièretés, les injures, les provocations.

Cherchons en dehors de ce débat.

Un beau jour, vous mettez l'*Académie des sciences* en demeure de se prononcer sur le mérite de votre procédé *d'extraction immédiate* (SANS RECHERCHES !!) de la pierre.

L'Académie nomme une commission composée de MM. Roux, Lallemand et Serres.

Cette commission trouve, sans doute, votre procédé *parfait;* mais, par des raisons demeurées inconnues, elle ne fait pas de rapport. — *Dix années* s'écoulent ; MM. Roux et Lallemand succombent.

Votre commission étant ainsi « *morte aux deux tiers,* » — « *presque morte.* » — Vous demandez qu'il en soit nommé une autre.

MM. Rayer et Velpeau sont désignés pour remplacer Roux et Lallemand.

La nouvelle commission trouve, sans doute encore, votre procédé *parfait;* mais, par une singulière fatalité, le rapport fait encore défaut.

Vous vous en prenez à M. *Velpeau,* et vous apostrophez l'illustre chirurgien dans les termes suivants :

Oh! pacha, pacha ! — Mais, mon Dieu, mon bon vieux camarade, soyez donc compatissant pour ma pauvre lithotripsie *par extraction immédiate,* accordez-lui l'aumône de votre attention et de votre bonne volonté. *Ne la calomniez pas.* Que vous a-t-elle fait ? Si vous la mettez sur le rang des remèdes contre le choléra, des filles électriques, des panacées contre les vents et les glaires, et des idées dévergondées qui font, à juste titre, dresser les cheveux qui couvrent votre mémoire et formuler votre dédain académique (?), vous feriez la faute de vous faire moquer (*sic*).

Or, vous avez trop à perdre à devenir ridicule; *ne le devenez donc pas...
davantage* (!!).

Oh! pacha! pacha!

Combien avez-vous donc de queues (sic) pour vous croire si puissant, qu'il
vous plaise de marcher ainsi contre le bon sens, L'HONNEUR (!), *votre devoir et les souvenirs du jeune âge.*

Faudra-t-il donc mesurer la longueur de ces queues, éprouver leur soli-
dité, *et voir si elles tiennent bien au corps?* (sic).

Car, vous le savez bien, il y a de ces queues-là qui sont de qualités in-
férieures, c'est-à-dire de cette qualité où *la mémoire entre pour canevas,
la faconde scolastique pour broderie, le savoir faire pour beaucoup, et le
génie pour rien.*

Je ne parle pas de la main.

A bientôt..., tyran.

Mais ceci n'est encore que votre *style académique ;* descen-
dons l'échelle, et arrêtons-nous sur l'échelon du *style digne.*

Voici, monsieur, une brochure publiée en 1855, sous ce titre :

RÉTRÉCISSEMENTS DE L'URÉTRE

L'ÉTAT DE LA SCIENCE DÉVOILÉ

à l'occasion d'un

NOUVEAU PROCÉDÉ FÉROCE

avec un court mémoire pour servir d'antidote

par M. le baron HEURTELOUP.

Dans une *allocution du commencement* vous vous adressez
au lecteur, à ce lecteur français qui *veut être respecté*, et vous
lui dites :

Tu conçois bien que si feu Hercule, dont je suis une bien faible image,
et auquel je ne ressemble que par la *hideur des bêtes à détruire*, avait fait
ses douze travaux à la fois, il eût succombé, et que s'il n'eût bien abattu
l'hydre de Lerne, *elle fût venue le prendre à la* CULOTTE pendant qu'il fai-
sait face au lion de Némée. C'est un inconvénient que j'ai voulu éviter, et
c'est pour cela que, lorsque je rencontre une hydre quelconque, je lui
coupe ses têtes bel et bien, afin qu'elles ne repoussent pas. Je tiens à mes
culottes, et je te conseille d'en faire autant, cela empêche les rhumes.

Mais laissons cette figure, qui laisse entrevoir ce qu'il faut toujours ca-
cher, et parlons sérieusement.

Cette *allocution du commencement* (nous ne parlerons pas
de *l'allocution de la fin*), se termine ainsi :

Ainsi donc, je présente cette *brochurette au public*, étant en pleine connaissance et sérénité d'esprit, comme je lui présenterais bonnement, pour lui plaire, une tourte à la frangipane. Les vrais gourmands iront à la crème, les rieurs grignotteront le feuilleté, mais le philosophe, qui veut connaître les choses à fond, *ingurgitera le tout*, et surtout ira, pour se renseigner, se procurer, chez Labé, libraire de la Faculté de médecine, et place de l'École, mon livre intitulé : *De la* GUÉRISON IMMÉDIATE *des rétrécissements de l'urètre et des blennorrhées coexistantes, et sur le danger des bougies*, in-8°.

C'est un livre bien intéressant.

A la page 51 de cette même brochure, à propos d'une discussion soulevée *à la Société de Chirurgie*, sur les rétrécissements de l'urètre, vous terminez de la manière suivante une appréciation dans laquelle vous avez fort maltraité la plupart des membres de cette illustre assemblée.

AMEN.

C'est ainsi que finit la grande chasse de mai et juin 1855, chasse mémorable. Les chasseurs, après avoir couru à travers brouillards et marais, dans lesquels quelques-uns se perdirent, rentrèrent chez eux épuisés, et tout stupéfaits d'avoir sonné sans avoir eu à revoir. Le **Frugivo** —*carnivore s'était dérobé après avoir laissé ses fumées. Cela dure encore. L'halali est remis.*

Passons, si vous le voulez bien, à une autre brochure :

DE LA GUÉRISON IMMÉDIATE
des rétrécissements de l'urètre
ET DES BLENNORHÉES INVÉTÉRÉES COEXISTANTES,
et sur les effets dangereux des bougies.

MÉMOIRE
accompagné de nombreux exemples de cas curieux,
réfractaires et invétérés, guéris
sur-le-champ par le traitement éclectique immédiat *inédit :*
par le Baron HEURTELOUP.

Prenons au hasard :

A ces malades en puissance de bougies qui les maintiennent immobiles et dans des positions gênées et douteuses, un chirurgien célèbre dans ce genre de traitement, et qui vient malheureusement de mourir, avait donné le singulier nom de *pingouins*, probablement à cause de leur ressemblance avec ces oiseaux *manchots* qui restent des journées entières immobiles et *groupés* sur certains rivages des mers lointaines.

Plus un médecin a de pingouins dans son salon, plus il a de réputation, et plus il doit en avoir ; car chacun juge de son talent d'après l'ampleur de l'espalier ou du cercle occupé... à rester tranquille et décent.

Or, comme cette collection de malades ne vient que de ce que le chirurgien ne peut pas les guérir, et que par cela les *pingouins* s'agglomèrent, il s'ensuit que plus le chirurgien est *impuissant*, plus il a de *réputation*.

Il n'y a rien de tel pour faire fortune que de savoir bien plumer des *pingouins* ; cette science consiste à tirer les plumes une à une et doucement. Je le dis encore, avec mes guérisons *immédiates*, je n'obtiendrai jamais la tendresse des *amuseurs de rétrécis*, et dans les académies il y en a beaucoup.

Assez pour la *dignité*. — Passons à la *convenance*.

A propos d'une espièglerie de votre confrère, M. Leroy (d'Etiolles), vous dites à la page 18 de la même brochure :

Au sujet de cette polissonnerie, il est arrivé une chose assez plaisante que voici : Sur la foi de la parodie exécutée par M. d'Etiolles, un malade est arrivé de la province à Paris, et vite est allé dans la rue des Deux-Ecus *ou la rue Vide-Gousset*, je ne sais plus laquelle, pour y chercher la librairie de M. Levêque. Comme de raison, pas plus de Levêque que sur la main. Là-dessus, le monsieur, qui avait l'urètre bouché et qui était pressé ; s'en va chez M. Labbé, qui l'éclaire et me l'envoie. Il vient chez moi, tout rugissant et tout fulminant, et je ne puis le calmer *qu'en le faisant pisser*. Mais, un moment après, voilà qu'il se remet à rerugir et à refulminer, et à me demander avec fureur quelle était la.... qui lui avait fait une farce si odieuse !

J'avoue qu'il me passa une envie fugitive de le mettre sur la voie ; *mais lorsque je vis la saillie du biceps de mon guéri, je retins ma langue pour prévenir les accidents.*

M. Leroy (d'Etiolles), qui, plus que tout autre, a eu le bonheur d'exciter votre verve, vous a encore inspiré les lignes suivantes:

Ainsi qu'on le sait, M. Leroy est comme certaines femmes qui conçoivent toujours et n'accouchent jamais, ou du moins accouchent avant terme d'embryons mal formés. Quand il sent les premières *mouches*, il en opère la *communication* à une Académie quelconque. C'est de cela qu'il vit. Il ne faut donc pas s'étonner qu'il avorte si souvent, car aussitôt un embryon sorti, il *réembryonne* (sic) encore pour *recommuniquer*.

Il en fut ainsi à l'occasion de la lithotripsie, sur laquelle M. Leroy laissa tomber dans le temps *un peu d'arrière-faix*.

Cet arrière-faix fut l'idée d'employer, pour saisir les pierres, une pince *tire-balle* imaginée par un ancien chirurgien, Alphonse Féri.

Mais M. Leroy n'est pas aussi puissant pour exécuter que pour concevoir, et, son emprunt accompli, il ne sut qu'en faire : les mains et le courage lui manquèrent, mais ne manquèrent pas à un autre chirurgien qui vous mit mon docteur James Leroy sous ses pieds, et cela fort injustement et conséquemment, comme cela arrive, à la congratulation de tous et à mon indignation particulière.

Mon docteur était donc noyé, lorsque je lui tendis une main secourable. Après l'avoir repêché et essuyé, je lui permis de mettre sur mes malades sa main assez rebelle, et bref, je vins à bout de son adresse récalcitrante et j'en fis une espèce d'opérateur à la manière de paillasse.

Je pris aussi sa défense contre l'ogre, fort bête du reste, qui le dévorait, dans une lettre qui est pardieu bien insérée dans les ARCHIVES de novembre 1825, et je le maintins ainsi sur l'eau, malgré la respiration qui lui manquait.

Voilà le langage *convenable* que parle un baron, un médecin, un père de famille !

Savez-vous, baron, qu'il faut être doué d'une certaine dose .... de *légéreté*, pour oser critiquer un langage quelconque, fût-ce celui de Vadé, lorsque l'on a de semblables pages sur la conscience !

J'en passe, et des meilleures. Un volume n'y suffirait pas.

Puisse le lecteur vous pardonner à la faveur de cette *naïve* déclaration que vous avez tracée de votre main, sans y être *forcé* par personne, et qui vous place au premier rang des amis de l'humanité.

Je n'ai donc pas la prétention d'écrire maintenant un livre de science ; car le livre de science, en même temps qu'il donne des faits de guérison, apprend à D'AUTRES LE MOYEN D'EN FAIRE NAITRE DE SEMBLABLES.

Monsieur le baron, vous êtes le premier, le seul *médecin français* qui ait osé tenir un pareil langage !!

Voici quant au style et au *galvaudage de la pure langue de la science !* Mais vous ne vous contentez pas d'écrire, baron ; vous agissez. Voyons si vos *actes* sont à la hauteur de vos *paroles*.

Le 23 juillet 1858, *le Progrès* publie, sur le droit de réponse, un article dans lequel vous n'êtes ni nommé ni désigné (1).

____

(1) Voyez la note F.

Le 2 août, l'*Abeille médicale* reproduit l'article, en déclarant *qu'il n'a, dans sa pensée, aucune application personnelle*.

Le 16 août, vous adressez à l'*Abeille médicale* une longue lettre dans laquelle se trouve le passage suivant :

« Vous citez, monsieur, de fines réflexions ÉJACULÉES (*sic*) par une *âme*
« maintenant en peine, et qui, se posant en *apôtre* du bien, se plaint en
« cette qualité *de l'agrément de figurer sur les bancs de la sixième chambre*
« *après les voleurs et les vagabonds*. APRÈS, C'EST BEAUCOUP.

Je ne parle plus du style, monsieur, mais du procédé !

L'*Abeille médicale* comprit qu'il est des adversaires auxquels on doit laisser le dernier mot, et elle se contenta d'insérer cette note :

« Cette fois nous nous abstiendrons de toute réflexion ; il est des esprits
« malades qui ne peuvent éviter le suicide. »

Dans les derniers mois de l'année 1857, vous commencez, par devant l'Académie de médecine, la lecture d'un mémoire destiné à glorifier votre invention de la lithotripsie et celle de vos *instruments plus parfaits encore inédits*. Cette lecture excite une vive émotion ; des explications vous sont demandées par le secrétaire perpétuel de l'Académie.... et le 18 décembre 1857 on lisait dans le *Journal des Débats* :

« Plusieurs journaux ont parlé, sans désignation nominale, d'une interdiction d'entrée prononcée par l'Académie de médecine contre un *lithotritiste, à la suite d'injures et de tentatives de violences* à l'égard de *l'un de ses dignitaires*. Comme l'inculpation de *cet acte d'égarement* plane sur tous les chirurgiens dont les noms se rattachent plus ou moins essentiellement à la lithotritie, M. Leroy d'Étiolles nous prie de faire savoir que ce n'est pas de lui qu'il s'agit. »

Il me reste, monsieur, à montrer aux juges de la sixième chambre et de la Cour d'appel, combien vous étiez en droit de vous plaindre des prétendues atteintes portées par *le Progrès* à votre considération d'homme et à votre réputation de chirurgien.

Voyons comment vous avez respecté la considération et la réputation de vos confrères ; comment vous traitez ceux qui dédaignent de vous traîner sur les bancs de la sixième chambre, après, ou avant, les vagabonds et les voleurs.

Commençons par M. Leroy (d'Étiolles.)

Qu'est M. le docteur X.... comme opérateur? M. X...., dont la *tête est dure*, à ce qu'il paraît, a été dix ans avant de se servir de mon instrument courbe pour faire la *lithotripsie*, et ce n'est qu'entraîné et forcé par la pratique générale qu'il a fini par laisser là le système de *perforations* de Gruithuisen (la lithotritie).

M. le docteur X... ne comprend pas cet instrument courbe et n'en connaît pas les ressources ; au lieu de suivre le mouvement de la science, *il suit le mouvement du commerce* et met en usage les instrumens à *main* ou de *poche* que fait le commerce, pour mettre cet instrument à la portée de toutes les bourses et de toutes les intelligences.

M. le docteur X..., opérant avec ces instrumens du commerce, *opère nécessairement lentement et avec douleur pour le malade* ; cela le force à émettre un principe subversif, celui de faire *peu à la fois* pour débarrasser les calculeux, et conséquemment d'y *revenir souvent* (sic). Or, ce principe *tue* la lithotripsie *et les malades*, car les fragments qui restent dans l'organe, qui s'engagent dans l'urètre, produisent des désordres mortels.

M. le docteur X..., *ayant la main grosse, lourde et lente*, pose en principe qu'il faut opérer *lentement* (sic), comme si l'organe s'accommodait de cette lenteur et ne se révoltait pas après un *temps donné*.

En général, M. le docteur X... fait des qualités de ses défauts, et il convertit ces derniers en principe. M. le docteur X... est *madré*.

Il s'agit maintenant de M. le docteur Maisonneuve, et je vous donne la parole. — Ça sera long, mais instructif.

M. le docteur Maisonneuve est un chirurgien très-sagace pour juger des choses volumineuses, très-hardi, en même temps que *musculeux* (sic). Atteint de cette maladie, dont V... se sent quelquefois atteint lui-même, le *prurigo secandi*, il fait de la grosse chirurgie avec *rage et délectation* (sic), et publie ses hauts faits avec dévouement à lui-même. Quant à la fine chirurgie, M. Maisonneuve l'entend et la pratique comme la grosse, ainsi que l'on va voir. L'objet de sa spécialité sont les mâchoires, qu'il s'est étudié à réséquer, ruginer et désarticuler, mais seulement lorsqu'elles sont très-malades. Il fait partie de la pléiade chirurgicale connue sous le nom de *chirurgiens démandibuleurs*, et qui prennent le nom de *chirurgiens démantibuleurs*, lorsque, ne se bornant pas à désarticuler, ils entreprennent *la démolition des os fixes*. M. Maisonneuve, pour ce faire, est fort habile de ses mains puissantes, et le marteau et la gouge à la main, il ne craint personne. Malheureusement, *la fine chirurgie n'a rien à faire d'une musculature développée et des grands efforts qu'elle permet ; les instruments massifs et brutaux ne sont pas de son ressort.* La spécialité de M. Maisonneuve est peu productive, car peu de personnes ont une mâchoire de trop. Cela force M. Maisonneuve, par amour pour la science et *par mépris pour la disette*, à déployer ses procédés vainqueurs dans les vessies et les urèthres, organes contre les maladies desquels il commence à prendre de l'horreur et du goût ; de l'horreur, parce que M. Maisonneuve est philanthrope ; du goût, *parce que M. Maisonneuve sait calculer.*

M. Maisonneuve n'est pas notre *unique chirurgien démantibuleur*, il en est d'autres presque aussi habiles que lui pour diminuer une tête, mais qui, pour les montrer au public ainsi amoindris, ne sont auprès de lui que des enfants. Sous ce rapport, il les dépasse de toute la hauteur d'une gouge. Il existe très-peu de semestres où notre confrère, très-persévérant et très-patient promulgateur de ses hauts faits, ne vienne montrer, anx Académies, des hommes et des femmes mutilés et *plus ou moins vivants ;* cela surprend et plaît infiniment au public, qui, friand d'émotions, demande qu'on lui en donne, et, par suite, adore *le fournisseur. Indè fama.*

Cependant, comme les démantibulés *sont mortels pendant qu'on les démantibule,* la modestie de M. Maisonneuve *lui défend de les montrer* EN CET ÉTAT *aux Académies ;* et cela, d'ailleurs, *occasionnerait des frais de transport qu'il est mieux d'éviter ;* c'est une prudence très-louable.

Je ne connais *qu'un démantibuleur capable de lutter avec M. Maisonneuve, c'est un boulet de canon.* En effet, ce dernier emporte quelquefois une notable partie de la sommité d'un homme, tout en ayant l'esprit et la chance de laisser son opéré en vie ; les autres, il les jette tout franchement et tout brutalement à terre, où ils restent, cela à la vue de tous.

Mais je me laisse aller à faire une comparaison qui manque de justesse ; car mon confrère est incomparablement plus adroit et plus délicat dans son faire, *si ce n'est plus heureux ;* cependant il n'opère pas si vite, bien qu'il se pique *d'instantanéité.*

Si le boulet conserve de l'avantage, c'est qu'il est plus franc ; s'il laisse voir les survivants, *il ne cache pas les morts (sic).*

DÉFINITIVEMENT J'AIME MIEUX LE BOULET.

Les Champs-Élysées. — M. le docteur Maisonneuve dit qu'après avoir tranché l'urèthre d'un malade, ce malade s'en est allé promener et pisser dans les Champs-Élysées.

Mais il ne dit pas dans quels Champs-Élysées.

En science, il est toujours mal d'avoir des restrictions mentales.

Aux plus justes prix (1ᵉʳ septembre 1855). — M. le docteur Maisonneuve, *le lénitif auteur* du nouveau et troisième *procédé féroce* (SIC), M. Syme ayant le nᵒ 1, et M. Reybard le nᵒ 2, n'a pas compris, malgré tous les quolibets qui viennent de l'assaillir, qu'il se montrait peu sérieux et peu digne : 1ᵒ en appelant *guérison* une *incision* qui, quelque profonde qu'elle soit, ne peut mériter sous ce prétexte et *ipso facto*, le nom de *guérison ;* 2ᵒ en donnant le nom de *radicale* à une prétendue *guérison*, non étayée de la sanction du temps, ce qui équivaut *à faire un civet de lièvre sans lièvre*, et 3° en appelant cette prétendue guérison *guérison instantanée*, ce qui équivaut à dire qu'une balle arrive nécessairement au but, parce qu'elle sort instantanément du mousquet.

L'ensemble constituant le tour de force d'avoir concentré en trois mots un triple non sens, dont *Jeannot*, d'inversive mémoire, eût été à juste titre… triplement jaloux…

M. Maisonneuve vient donc de faire imprimer à ses frais (car les typographes bénévoles et gobe-mouches en ont assez, et ceux qui vendent ne sont plus payés) son *élucubration* COMMERCIALE avec son titre *trijeanotique*, en y ajoutant, comme *compendium*, les fameux faits qui firent tant rire la Société de chirurgie ; ces faits, accrus de deux, *ejusdem farinœ*, sont maintenant parvenus au nombre de quelques-uns, sans compter *d'autres cas inédits et inconnus des profanes, qui sont* NÉCESSAIREMENT *des succès qu'on ne publie pas par modestie*, le tout en pleine voie de *radicalité*, après avoir passé avec bonheur à travers les douceurs de l'*instantanéité* sans crier ni *saigner*… et souvent malheureusement sans *pisser*.

Soulement, comme nous l'avions PRÉVU, M. le docteur Maisonneuve se garde bien de publier où DEMEURENT ses bienheureux guéris, qu'il envoie pisser, homme prudent et de science qu'il est, *dans des Champs-Élysées quelconques*, après leur avoir fait cadeau du baiser d'un lythotome. Il faut donc croire M. le docteur sur parole, ce que assurément chacun, en considération des franches allures de notre confrère, ne manquera pas de faire. Il n'y a pas de doute d'ailleurs que tous ses téméraires pissent fort bien, car d'abord, notre confrère l'affirmerait au besoin, et si d'ailleurs ils ne pissaient pas bien, il s'empresserait de nous en instruire *radicalement* et *instantanément*.

La publication de l'auteur du *nouveau procédé féroce* est très-bien imprimée, en très-gros caractères, pour pouvoir être lue par les gens à lunettes et par tous les yeux indifféremment, myopes ou presbytes.

Elle est ornée d'une planche singulière au premier abord, mais appétissante en cela qu'elle représente une foule d'instruments, *vieux fonds de coutellerie, ornés d'une queue et accommodés au vermicelle, dont cependant M. Maisonneuve n'a pas fait la pâte*. Cette planche donne la réjouissante idée qu'il n'est pas un seul moyen de passer le Rubicon et par l'épreuve de la *radicalité* et de l'*instantanéité*. Cela est consolant et attrayant, et vous donne la pensée d'être à une table splendide où l'on peut choisir les plats. C'est à se lécher les lèvres

Comme, assurément, M. le docteur Maisonneuve ne fait pas sa publication pour montrer sa science, son esprit, son jugement et sa soumission à l'opinion générale qui, du reste, l'a déjà fait mettre en pleine retraite en abandonnant *ses canons et sa chemise, ce qui le rend peu décent pour faire ce qu'il fait, c'est-à-dire se présenter en personne, comme une marchande de plaisir, au public rétréci* (SIC !!!), nous pensons qu'il confectionne cette publication dans un autre but, et comme ce but est le secret de Polichinelle, nous ne risquons pas d'être indiscret.

Nous donnons *donc*, avec autant d'empressement que de plaisir, *l'adresse
et les heures de notre confrère estimé*, bien persuadé qu'il nous saura gré
de notre assistance et nous pardonnera par reconnaissance nos petites mé-
chancetés, que nous ne faisons d'ailleurs, et il le sait bien, *qu'en qualité
de contre-poison et dans l'intérêt général.*

L'auteur du *nouveau procédé féroce* demeure rue de l'Université, 25. On
le trouve tous les jours chez lui, plein d'espoir et d'impatience, de deux à
quatre heures.

Il fend *instantanément* et *radicalement* les urètres qui laissent passer des
bougies, et entreprend avec plaisir et bonheur les autres cas désespérés..
quels qu'ils soient... dans l'espérance du gros lot.

Au plus juste prix... AVEC REMISE.

Le cœur se soulève! Il faut en finir!!

Monsieur le baron Heurteloup, vous avez eu la bonté de
m'apprendre que vous tenez votre nom et votre titre d'un homme
justement estimé. — Je vous en remercie, mais permettez-moi
de vous adresser une question.

Si l'ombre évoquée de votre père était appelée à décider du
mérite des pièces que je viens de produire, quel jugement pen-
sez-vous qu'elle prononcerait?

Et maintenant, monsieur, réjouissez-vous tout à votre aise de
la victoire que vous venez de remporter.

Un souvenir me consolera de ma défaite.

Un journaliste, aujourd'hui rédacteur en chef de l'un des
principaux journaux de médecine de Paris, avait subi une condamnation sévère au profit d'un médecin dont une manifesta-
tion, peu réfléchie, avait soulevé une énergique réprobation de la
part du corps médical.

A quelque temps de là, le journaliste fut proposé pour la
croix d'honneur. Des *amis* empressés exhumèrent le jugement.

La conscience du Ministre hésitait; l'honorable M. Bouillaud
fut consulté.

« La condamnation existe, répondit l'illustre professeur, et
nous devons nous incliner devant les termes inflexibles de la
loi; mais l'article de M. X. fut un acte courageux et honorable
dont il faut lui savoir gré. »

Huit jours après, le journaliste était décoré.

LOUIS FLEURY.

Bellevue, 25 janvier 1859.

PIÈCES JUSTIFICATIVES.

Note A.

Chi lo sa. — L'opportunité et l'utilité de la nouvelle loi sur les titres de noblesse, — pardon, je me trompe : sur les titres honorifiques, — ont été généralement contestées.

Tout dépendra, suivant nous, de la manière dont la loi sera appliquée ; si cette loi est destinée à réprimer le mensonge, la fraude, la captation, elle pourra rendre à la société de très-bons et de très-loyaux services. La moralité a toujours quelque chose à gagner à l'épanouissement de la vérité, et les registres de l'État civil n'ont pas été inventés pour être lettres mortes.

Quoi qu'il en soit, les typographes, lithographes et graveurs, se préoccupent beaucoup des troubles que vont subir leurs habitudes professionnelles ; la loi ne fera probablement éclore qu'un petit nombre de barons, de comtes, de chevaliers, de vidames, de ducs, de marquis et de princes, mais elle va faire apparaître un nombre considérable de virgules et de parenthèses.

Nous aurons quelques barons Leverrier de plus, et quelques comtes Migeon de moins ; M. Leroy ne sera plus d'Etiolles qu'à la faveur d'une parenthèse — Leroy (d'Etiolles), — et M. le baron Heurteloup sera peut-être débaronnifié.

Nul ne peut prévoir tous les effets de la nouvelle législation.

Le sieur Mignot ne pourra peut-être pas continuer à s'appeler : *Les frères Mahon ? — Chi lo sà ?*

Note B.

RÉCLAMATION DE M. LE BARON HEURTELOUP.

Monsieur,

Dans votre numéro du 28 mai, vous commettez à mon égard deux erreurs ; l'une de *fait* et l'autre d'*appréciation* ; je crois qu'en vous demandant de les réparer, je donnerai la preuve de ma confiance en votre honnêteté. Quant à la première de ces erreurs, l'erreur de *fait*, vous dites après avoir parlé de la prochaine loi sur les titres et particules que ;

« *M. le baron Heurteloup sera* PEUT-ÊTRE *débaronnifié.* » Cela tient sans doute à ce que vous voulez faire semblant d'ignorer ce que tout le monde sait, à savoir que mon père, premier chirurgien des armées, fut créé BARON pour ses bons et loyaux services, par NAPOLÉON *premier*.

Je vous fais remarquer, d'abord, que votre mot *peut-être* pourrait indiquer votre intention malveillante, car il démontre avec évidence : 1° que vous avez un doute ; 2° que vous ne le vérifiez pas ; et 3° que nonobstant vous persistez ; or, cela est mal.

J'ajoute que si vous péchiez par ignorance, vous seriez plus coupable qu'un écrivain ordinaire, qui peut, à la rigueur, ignorer les noms des célébrités médicales de l'armée française. Permettez-moi donc maintenant, pour réparer votre erreur de *fait,* de mettre sous les yeux de vos lecteurs la teneur du titre qui a été conféré à mon père, teneur qui vous prouvera que je ne puis, comme il vous plaît de le dire dans votre style châtié, être *débaronnifié.*

« En conséquence et en vertu de ce décret (mars 1808), disent mes let-
« tres patentes, ledit sieur Heurteloup s'étant retiré par devant notre cousin
« le prince Archi-Chancelier de l'Empire, à l'effet d'obtenir de notre grâce
« les Lettres patentes qui lui sont nécessaires pour jouir de son titre, nous
« avons par ces présentes signées de notre main, conféré et conférons à
« notre cher et amé le sieur Nicolas Heurteloup, premier chirurgien de
« nos armées, inspecteur général du service de santé, officier de la Légion
« d'honneur, né à Tours, département d'Indre-et-Loire, le 26 novembre
« 1750, le titre de BARON de notre Empire, ledit titre *sera transmissible*
« *à sa descendance directe, légitime, naturelle ou adoptive, de mâle en*
« *mâle, par ordre de primogéniture.*
« Donné à Paris le 16 du mois de décembre de l'an de grâce 1810.

« Signé Napoléon.

« Scellé le 20 mars 1818, le prince archi-chancelier de l'Empire,

« Signé Cambacérès. »

Voilà la preuve, monsieur, que M. le baron Heurteloup actuel, qui, je le crois, n'a pas démérité, peut opposer à votre erreur de *fait.*

Quant à votre erreur d'*appréciation,* que j'appelle *erreur* par délicatesse de langage, vous avez voulu lui donner un caractère plus grave, mais elle ne saurait avoir une portée.

Je suis, monsieur, votre serviteur,
Baron HEURTELOUP.

NOTE C.

RÉPONSE A M. LE DOCTEUR HEURTELOUP (BARON), — « Trois fois lauréat de l'Institut pour l'invention des instruments propres à broyer les pierres dans la vessie, auteur d'autres plus parfaits, encore INÉDITS : auteur de la guérison *immédiate,* sur-le-champ, des rétrécissements de l'urètre, *sans préparation, sans dilatation, sans cautérisation, sans incision, sans excision.* »

(*Annonces du Siècle,* 24 *février* 1858.)

Monsieur le Baron,

Mea culpa, mea maxima culpa! Je me frappe la poitrine ! J'ignorais ce *que tout le monde sait ! !*

Je m'étais laissé dire que vous étiez un noble de fabrique russe ; créé

Baron pour l'invention, non plus d'un lithoclaste, d'un lithotribe, ou d'un instrument plus parfait encore inédit, mais pour celle d'un fusil de munition ! !

Je vous fais, Baron, une très-humble amende honorable. Vous êtes un Baron français, un Baron créé par le Grand-Homme, un Baron de l'Empire, un Baron héréditaire, un vrai Baron ; en un mot, un Baron bon teint, sur lequel les acides de la nouvelle loi ne trouveront rien à mordre.

Donc, votre Baronnie ne court aucun risque, et vous ne serez *certainement pas* débaronnifié. Voilà qui est convenu.

Mais, vous le dirai-je, mon cher confrère ? en raison de certaines annonces et de certaines *formalités opératoires inédites et insolites,* j'aimerais mieux rencontrer en vous un Baron russe qu'un Baron et un médecin français.

Vous trouverez, *peut-être* cette préférence de très-mauvais goût, mais vous connaissez le proverbe : *des goûts et des couleurs,* etc.

Encore un mot, monsieur le Baron. Votre réclamation nous est parvenue par entremise d'huissier. — Pourquoi donc, Baron, puisque vous vouliez nous donner une preuve de votre *confiance en notre honnêteté,* pourquoi ne pas apporter dans vos actes la même *délicatesse* que dans votre *langage de Baron,* — plus *châtié* que notre style de roturier, ainsi que l'on peut s'en convaincre en lisant le *Siècle du 24 février?*

Le procédé eût été un peu cosaque, même de la part d'un Baron russe, mais de la part d'un Baron frrrrançais !

Ah ! monsieur le Baron ! !

Agréez, monsieur le Baron, l'expression des sentiments avec lesquels j'ai l'honneur d'être,

de votre Baronnie le très-humble.

Note D.

NOUVELLE RÉCLAMATION (PAR HUISSIER) DE M. LE BARON HEURTELOUP.

Monsieur,

Puisqu'il vous plaît de publier que vous vous êtes *laissé dire* beaucoup de niaiseries (*sic*) sur mon compte ; puisqu'*il est convenu* que je suis un *Baron créé par le grand homme,* dont le nom glorieux ne devrait pas, en vérité, se trouver mêlé à vos spirituels sarcasmes ; puisque je suis un *Baron bon teint,* permettez-moi de vous dire, encore une fois, que votre style n'est pas digne.

Vous n'aimez pas les Barons, mon cher monsieur ; vous injuriez notre pauvre et bon confrère Boyer quelque temps avant sa mort, et vous crachez sur son cadavre (*sic*), quand il n'est pas encore refroidi, et cependant le Baron Boyer, dans sa grande modestie, fut loin d'être indifférent au progrès, dont vous vous dites l'apôtre ; vous avez donc eu d'autres motifs que ceux tirés de votre étrange apostolat pour le déchirer si cruellement. Or, cher monsieur, quels sont ces motifs ?

Lorsque vous parlez d'un *Baron* duquel vous n'oseriez pas dire du mal, sous principale peine de faire rire de vous, vous l'appelez Monsieur Larrey tout court. Ce titre, mon cher monsieur, vous causerait-il du dégoût? vous donnerait-il des insomnies?

Quant à moi, monsieur, vous m'injuriez. Eh! que vous ai-je fait? Qu'y a-t-il de commun entre nous? Suis-je sur votre chemin? Ai-je la prétention de compter à votre détriment et *de visu* les perles de sueurs que font naître vos procédés de sudation, vos bains et vos écrits (*sic*)?

Vous trouvez étonnant, monsieur, que je vous envoie, par huissier, la preuve de la confiance que je me sens en votre honnêteté. Mais qu'y a-t-il là dedans d'incompatible? Pourquoi voulez-vous que, malgré ma confiance extrême dans une honnêteté qui, d'ailleurs, ne s'annonce à mon égard que par une injuste et gratuite attaque, je ne trouve pas plus simple d'en référer à mon droit plutôt qu'à votre complaisance? Vous oubliez, monsieur, que la science a son langage dont il ne faut pas galvauder (*sic!*) la pureté. Je ne pouvais donc correspondre avec vous, coupable d'une personnalité, que par le ministère de la loi.

Vous écrivez cette phrase, monsieur : « *J'aimerais mieux voir en vous un Baron russe qu'un Baron et un médecin français.* » Si vous aviez le malheur que vous semblez craindre si fort d'être *baronnifié*, pour parler votre langage fleuri, votre nationalité me serait, comme à tous, naturellement indifférente et je ne serais pas forcé de vous dire une impertinence : mais que fait voir votre phrase? Elle fait voir que vous ne savez pas ce que j'ai fait; que vous ignorez les droits que je puis avoir à la reconnaissance publique (*sic*); ceux que j'acquiers tous les jours par un travail incessant; elle fait voir que vous faites le métier de provocateur; elle fait croire que vous n'avez pas assez de raison pour en sentir la portée. Retirez cette phrase, monsieur, elle est injuste et inconvenante.

Et, à quel propos, monsieur, vous, singulier Aristarque, vous, devenu type et proverbe (*sic*), osez-vous bien l'écrire?

Est-ce parce que je fais l'annonce *légitime* d'un livre qui gêne des intérêts privés? Est-ce parce que je publie des titres académiques qui me mettent à couvert de la spoliation organisée? Est-ce parce que je lutte avec avantage contre d'audacieux denis (*sic*)? Est-ce parce que je dis ce que je fais? Est-ce parce que je prouve ce que je dis? Est-ce, enfin, parce que je veux que de nombreux exemples sanctionnent des moyens de guérir avant que je ne les publie? Et, qu'y a-t-il donc à blâmer là dedans pour le critique impartial et instruit?

Votre attaque inqualifiable m'a donné le trouble (?) de parcourir les feuilles que vous avez intitulées *Le Progrès*. Si vous êtes en progrès, c'est évidemment en science et en urbanité, et vous ne ressemblez nullement à ces Bravi qui, faux ou vrais, soudoyés ou non, braves ou poltrons, sont toujours méprisables.

Pour continuer le sacerdoce que vous avez entrepris, vous avez de la taille, de hautes visées, du désintéressement, des antécédents respectables, un titre vrai et mérité, un esprit éminent, un style étincelant, mais, pour Dieu, donnez-moi la paix, et croyez à ma sincérité.

Je suis, monsieur et bon apôtre (*sic!*), votre serviteur,

Signé, Baron HEURTELOUP.

Paris, 19 juin 1858.

NOTE E.

DÉCLARATION. — Nous déclarons, pour ne point parler des vivants, que nous avons beaucoup aimé le baron Dupuytren, le baron Larrey, le baron Antoine Dubois, le baron Richerand.

Mais, en bonne conscience, nous ne nous croyons pas tenu à chérir tous les barons de ce monde sublunaire, et nous déclarons, sans hésiter, notre haine pour les barons de Wormspire, pour les barons qui éclaboussent leur blason, pour les barons qui prennent des airs de spadassin, lesquels n'effrayent même pas les plus poltrons des bravi, et voire même (affaire de goût) pour les barons qui écrivent le français comme une portière mal élevée.

Aimant les uns, détestant les autres, il est des barons pour lesquels nous professons la plus parfaite indifférence. M. le baron Heurteloup appartient à cette dernière catégorie, et si sa baronnie ne s'était pas offensée d'une très-innocente plaisanterie, nous ne l'eussions pas troublé dans l'emploi de ses « *instruments plus parfaits encore inédits.* »

M. le baron Heurteloup nous donne une leçon d'urbanité, de style et d'honorabilité, — soit ; nous l'acceptons humblement, et nos lecteurs devant être suffisamment édifiés, nous « *donnerons la paix* » [à M. le baron Heurteloup, non pour l'amour de Dieu, mais par amour et par respect de nous-même.

Un mot encore.

Nous avons le bonheur de compter M. le baron Hipp. Larrey parmi nos amis ; quant au titre de baron considéré en lui-même, nous avons pour lui un respect sincère, — lorsqu'il est bien acquis et bien porté. — Il ne nous cause « *ni dégoût, ni insomnie,* » et c'est parce que nous n'aimons pas à le voir compromis que nous avons reproché à Philippe Boyer (homme profondément honnête et désintéressé, nous nous plaisons à le reconnaître) une affiche qui avait le tort fort grave de ressembler à certaines annonces.

NOTE F.

LE DROIT DE RÉPONSE. — Le droit de réponse accordé par la Loi à toute personne nommée ou désignée dans un journal, est l'objet d'une incessante préoccupation pour les rédacteurs en chef de journaux, et surtout pour ceux qui signent une feuille médicale.

Ces derniers sont placés dans la triste alternative ou de renoncer à toute appréciation sérieuse, à toute critique, à toute tentative de répression morale dirigée contre le charlatanisme, au détriment de la science et de l'humanité, au mépris de leurs devoirs les plus impérieux ; — ou de tuer leur journal en livrant ses colonnes en pâture à des sots ou à des charlatans, heureux d'une polémique qui leur fournit l'occasion de se faire imprimer, de faire parler d'eux, de se faire des réclames ; — ou d'affronter les chances d'un procès qui, même en cas de gain, leur occasionne des dérangements, des pertes de temps et des frais très-onéreux, — *sans parler de l'agrément de figurer sur les bancs de la sixième chambre, immédiatement après les voleurs et les vagabonds.*

Mais ce n'est pas tout ; et la législation est si peu fixée sur ce point, que les réclamants ne craignent jamais d'invoquer la Loi, et que les journalistes redoutent toujours une condamnation.

Le tribunal correctionnel de Toulouse vient de rendre un arrêt, qui ne pourra pas servir de règle en une matière où chaque cause se présente avec des circonstances particulières forcément abandonnées à l'appréciation personnelle des juges ; mais cet arrêt établit néanmoins les vrais principes et, à ce titre, il mérite d'être signalé. Le voici :

« Attendu qu'aux termes des lois sur la presse, toute personne nommée ou désignée dans un journal a le droit de répondre et d'exiger que la réponse soit insérée audit journal dans les trois jours de la réception ou dans le plus prochain numéro, s'il n'en était pas publié avant les trois jours.

« Attendu, dès lors, que les sieurs Vitry, Guiraud et Astre, membres de la commission de l'Exposition des beaux-arts et de l'industrie, nommés et désignés dans un article intitulé *Revue*, du *Journal de Toulouse*, n° 169, et dans les autres articles signalés par eux, avaient incontestablement le droit d'exercer cette faculté légale ;

« Mais attendu que cette faculté, quelque favorable et étendue qu'elle puisse être, reçoit cependant des bornes que la raison et la jurisprudence ont assignées de la manière la plus expresse ;

« En effet, il est bien reconnu et jugé que la réponse dont il s'agit ne peut être contraire aux lois, à la morale, *aux intérêts ni à l'honneur et à la considération du journaliste auquel elle est adressée ;*

« Attendu que le tribunal n'a pas à s'occuper de la première lettre envoyée au *Journal de Toulouse,* que les plaignants eux-mêmes ont suffisamment appréciée, et dont ils ont fait justice en renonçant à en exiger la publication et surtout en se déterminant à la remplacer par une seconde dont ils persistent seulement à demander l'insertion, et que c'est uniquement sur cette dernière lettre que l'examen du juge doit s'arrêter ;

« Attendu qu'il suffit de lire avec attention cette lettre pour être frappé, malgré les protestations qu'on y remarque, du ton personnel et injurieux qui y domine à l'encontre de l'auteur de la *Revue* ;

« Attendu plus spécialement qu'après avoir tracé la conduite de tout bon citoyen, qui devrait être, disent les membres de la commission, de contribuer au succès et à la glorification de l'Exposition, ils lui reprochent de ne pas suivre cette conduite ; d'avoir adopté, au contraire, un silence tout systématique, et de l'avoir adopté dans un intérêt purement privé, depuis que certains exposants auraient vu leurs prétentions rejetées, leur sacrifiant de la sorte l'avantage de tout le commerce toulousain, l'intérêt général ;

« Attendu qu'ils lui reprochent, en outre, d'avoir mis en oubli les principes traditionnels de convenance et de modération du journal pour lui imprimer souvent une direction opposée, et que les explications mêmes fournies par les plaignants à l'audience n'ont fait que rendre de plus en plus manifeste ce caractère injurieux et blessant qui est signalé, en accusant notamment ledit *Journal de Toulouse* de s'être fait l'écho aveugle de toutes les passions mauvaises que leurs décisions justes et impartiales avaient naturellement suscitées ;

« Attendu qu'en présence de pareilles récriminations et *d'attaques plus personnelles qu'autre chose*, c'est à bon droit que le gérant dudit journal s'est refusé à l'insertion qui lui a été demandée par exploit de Sarrère, huissier, à la date du 25 juin dernier, enregistré ;

« Avec d'autant plus de raison, d'ailleurs, que la réponse dont est question ne peut nullement se justifier par la nature et les termes de l'article dont l'Exposition avait été le sujet, *qu'elle n'y répond en aucune manière* ;

« *Qu'au fond, elle ne présente pour le public aucune espèce d'utilité,* et qu'il importe, d'autre part, de maintenir dans des conditions dignes et convenables les luttes qui s'engagent par la voie des journaux ;

« Attendu que la partie qui succombe doit les frais ;

« Par ces motifs, le tribunal relaxe le prévenu, sans dépens. »

(Journal de Toulouse.)

Is fecit CUI PRODEST, dit un adage de jurisprudence ; cet aphorisme ne devrait-il pas être appliqué à la recherche de la culpabilité dans les procès où le journaliste défend les intérêts sociaux au détriment de ses intérêts propres, tandis que le réclamant combat *pro aris et focis*, et surtout *pro* BOURSA !

Paris. — Imprimerie de W. REMQUET et Cie, rue Garancière, n° 5.